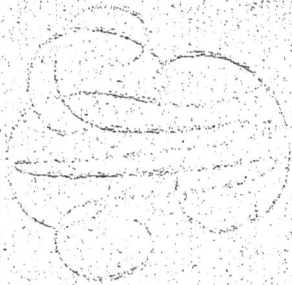

ÉTUDE

BACTÉRIOLOGIQUE

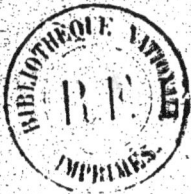

L'AIR ET L'EAU DE NICE

Mémoire lu à la Société de Médecine et de Climatologie de Nice.

Par M. DURAND

Pharmacien-Major de 2ᵐᵉ classe.

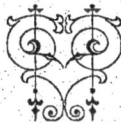

NICE

IMPRIMERIE V.-EUG. GAUTHIER ET Cᵒ

21, Avenue de la Gare, 21.

1887

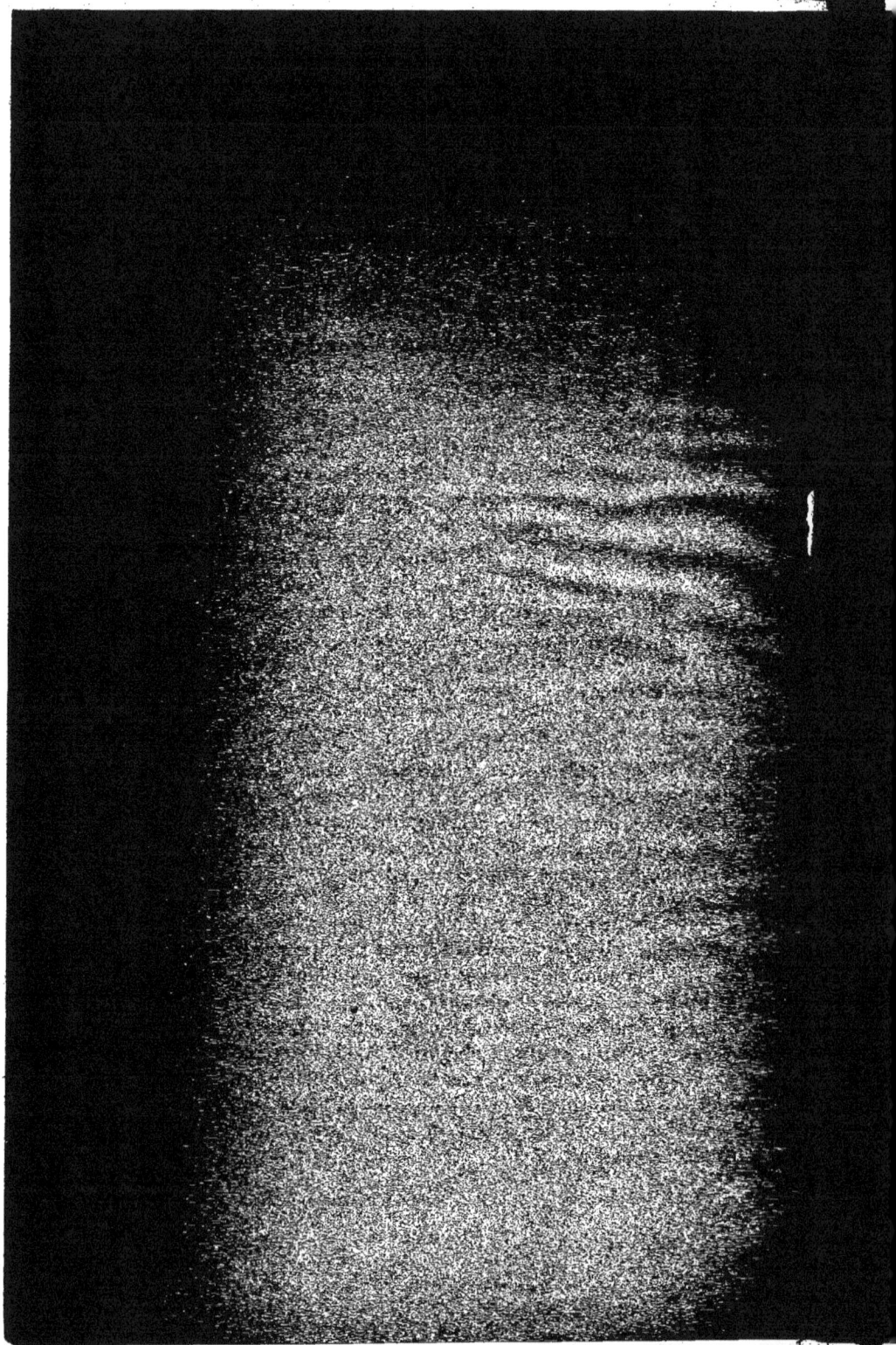

ÉTUDE
BACTÉRIOLOGIQUE

SUR

L'AIR ET L'EAU DE NICE

Par M. DURAND, pharmacien-major (1)

MESSIEURS,

Je viens vous donner les résultats des analyses faites sur la teneur en germes de bactéries et en moisissures de l'air de quelques quartiers de la ville de Nice, des eaux qui servent à l'alimentation (eaux de Sainte-Thècle) et de l'eau dérivée de la Vésubie, qui est employée pour le service de la voirie.

Ces analyses, commencées avec M. le docteur Guiraud en février 1886, je les ai continuées jusqu'à aujourd'hui ; mais la fréquence des derniers orages m'a souvent forcé d'interrompre ce travail.

La pluie, ainsi que l'ont montré les expériences de M. le docteur Miquel, purifie l'air et le débarrasse de la plus grande partie des poussières organisées ; aussi les prises d'air n'ont-elles été faites que pendant des périodes de beau temps, car je ne voulais pas être accusé de trouver à Nice un air plus pur et moins riche en germes qu'il ne l'est en réalité.

Avec M. le docteur Guiraud, nous ne nous étions tout d'abord pas contentés de savoir le nombre de bactéries que contenait un volume d'air ; nous faisions des cultures pures sur la gélatine en tube, sur la pomme de terre, et nous examinions au microscope la forme des individus de chaque colonie.

Les difficultés résultant du manque de laboratoire et d'instruments spéciaux, le grand nombre d'expériences à tenter pour arriver à des cultures pures, ont fait qu'une fois seul, j'ai dû renoncer à la détermination des espèces, et je me suis contenté de savoir le nombre de germes de bactéries par litre d'eau ou par mètre cube d'air.

(1) Mémoire lu à la Société de Médecine et de Climatologie de Nice.

1° Eaux.

Pour les eaux de Nice, le nombre de bactéries a été rapporté au litre de liquide, et les chiffres que je vous donne sont une moyenne de 6 analyses faites à différentes époques de février à octobre 1886, en faisant en outre varier l'heure et l'endroit de la prise d'essai.

Eau des fontaines.............   4.000 bactéries.
Eau dérivée de la Vésubie..   180.000   —

Pour les analyses, l'eau de Sainte-Thècle n'a pas eu besoin d'être diluée; mais il n'en a pas été de même quand j'ai opéré avec l'eau de la Vésubie, et il a fallu que je me servisse d'une dilution au 100°.

Eau obtenue par le filtre Chamberland.

Comme complément de l'étude bactériologique des eaux de Nice, nous avons, avec M. le docteur Guiraud, analysé l'eau filtrée par le procédé Chamberland (système Pasteur). M. Guiraud opérait dans son appartement, avenue de la Gare, et moi à l'Hôpital militaire.

Les plaques de gélatine sont restées stériles après avoir reçu de l'eau s'écoulant du filtre Chamberland, et nous avons ainsi constaté que, grâce à ce filtre, on peut obtenir un liquide complètement exempt de germes organisés. Il suffit de quelques précautions pour arriver à ce résultat, et s'il m'était permis de donner un conseil, je recommanderais à tous ceux qui emploient le filtre Chamberland, de ne mettre dans le filtre une bougie qu'après l'avoir, pendant trois jours consécutifs, laissée dans l'eau bouillante pendant 5 à 10 minutes. Une seule ébullition tue les bactéries, mais non point les spores; celles-ci évoluant rapidement, une deuxième et une troisième mise à l'eau bouillante permettent d'obtenir une bougie complètement dénuée de germes.

C'est là le procédé qui nous a permis, à M. Guiraud et à moi, d'arriver au résultat indiqué plus haut.

2° Air de Nice.

Les chiffres que je donne pour l'air de Nice ne comportent qu'une analyse. J'ai opéré sur un volume variant entre 20 et 40 litres d'air, et j'ai ensuite rapporté au mètre cube. Toutes les prises d'air ont été faites par des périodes de beau temps.

1° Promenade des Anglais. — 30 mars.

PONT-MAGNAN

Vent de terre........... 200 bactéries.
Vent de mer........... 100   —

2° Promenade des Anglais. — 30 mars.

EMBOUCHURE DU PAILLON

Vent de terre........... 300 bactéries.
Vent de mer............ 0 —

3° Cour de l'Hôpital militaire. — 30 mars.
4.000 bactéries.

4° Plate-forme du Château. — 14 juin.
Vent de terre............ 100 bactéries.
Vent de mer............ 0 —

5° Place d'Armes. — 20 juin.
200 bactéries.
400 moisissures.

6° Cimiez (villa Marianna). — juin.
Vent de terre........... 100 bactéries.
Vent de mer..... ... 0 —
Moisissures........ 100

7° Rond-Point (avenue de la Gare). — juillet.
100 bactéries.
300 moisissures.

8° Boulevard du Pont-Vieux (6 heures matin). — juillet.
700 bactéries.
600 moisissures.

9° Boulevard du Pont-Vieux (5 heures soir). — juillet.
400 bactéries.
500 moisissures.

10° Angle rue Gioffredo et rue Chauvain (nuit). — juillet.
100 bactéries.

11° (jour). — 300 bactéries.

12° Place de l'Hôpital. — 30 juillet.
800 bactéries.

13° Angle boul. Dubouchage et Carabacel (près station voitures). — 6 août.
600 bactéries.

14° Boulevard Dubouchage, près la villa Schimama. — 6 août.
100 bactéries.

15° Angle boulevards Gambetta et Victor-Hugo. — août.
Vent de terre........... 200 bactéries.
Vent de mer........... 0 —

16° *Boulevard Carabacel (villa Ernestine).* — 15 octobre.

300 bactéries.
150 moisissures.

17° *Avenue Beaulieu (jardin de la villa Tiranty).* — 15 octobre.

400 bactéries.
200 moisissures.

18° *Caserne St-Augustin (cour).* — 22 octobre.

800 bactéries.
250 moisissures.

19° *Caserne St-Augustin.* — 22 octobre.

Chambre occupée par 13 hommes. Deux croisées s'ouvrant à l'Est, porte donnant sur un escalier débouchant sur un couloir conduisant aux écuries. Cubage d'air insuffisant.

6.800 bactéries.
200 moisissures.

20° *Caserne St-Dominique.* — 7 novembre.

Chambre occupée par 13 hommes. Deux croisées s'ouvrant sur la rue, une croisée et une porte donnant sur la cour.

4.900 bactéries.
300 moisissures.

Je ne veux pas finir sans vous dire un mot de nos premiers essais sur la détermination des espèces de bactéries.

En mars, avec M. le docteur Guiraud, nous fimes des cultures pures des bactéries de l'eau des fontaines de Nice.

L'essai comprenait 39 colonies. Les cultures dans de la gélatine en tube, sur la pomme de terre, l'agar-agar, nous permirent de diviser ces 39 colonies en :

Une colonie ovoïde, globuleuse, ne liquéfiant pas la gélatine (orangé rouge).
Six colonies globuleuses jaunes non liquéfiantes.
Vingt colonies globuleuses blanches non liquéfiantes.
Une colonie globuleuse blanche liquéfiante.
Dix colonies globuleuses blanches à bords déchiquetés, à la surface mamelonnée, non liquéfiantes.
Une colonie verte non liquéfiante.

Cette expérience nous prit plus d'un mois et nécessita de nombreux tubes de gélatine, et, une fois seul, je dus renoncer à continuer ce travail.

Il reste encore de bien nombreux quartiers dans lesquels l'air n'a pas été étudié ; l'air des écoles, des salles de malades n'a été jusqu'ici l'objet d'aucune étude. Il faut en outre refaire de nouvelles analyses aux endroits où les premières ont été faites, mais en faisant varier, pour les prises d'air, l'époque de l'année et l'heure de la journée, en opérant par les différents vents et selon que la mer est calme ou agitée.

Je n'essayerai donc pas de tirer des conclusions des quelques analyses que je viens de vous donner, ni de tenter pour le moment une comparaison entre l'air de Nice et celui d'autres villes. Les résultats obtenus sont trop peu nombreux, et les conclusions que l'on voudrait en tirer prêteraient trop à la critique.

Coordonnant les analyses d'air faites par M. le commandant Moreau à bord de l'*Amazone* et du *Sénégal*, pendant de longues traversées, et les comparant à celles faites dans l'intérieur des terres, M. le docteur Miquel dit « qu'en temps normal, les océans ne cèdent pas à l'air les bactéries qu'ils renferment ; cependant, quand la mer est grosse et houleuse, l'air marin se charge de bactéries, mais dans une très faible proportion. »

Les villes du littoral, Nice entre autres, doivent profiter de cet avantage, et la seule chose que je vous ferai remarquer dans les analyses faites jusqu'à aujourd'hui, c'est que les prises d'air effectuées par le vent de mer ont toujours donné un chiffre de bactéries moins élevé que celui obtenu dans les analyses faites aux mêmes endroits quand soufflaient les vents de terre.

Nice, le 23 novembre 1886.

————••❦✦❦••————

AIR DE NICE

EAUX ET FILTRE CHAMBERLAND

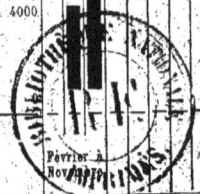

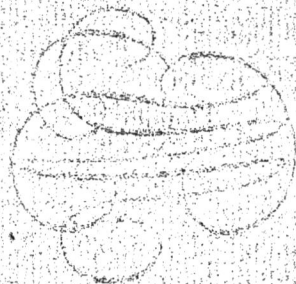

www.ingramcontent.com/pod-product-compliance
Lightning Source LLC
Chambersburg PA
CBHW050354210326
41520CB00020B/6315